AF298487

QUELQUES NOTES

SUR LE

MASSAGE

ET LA

GYMNASTIQUE MÉDICALE SUÉDOISE

PAR

GUSTAF AKERMARK

De l'Institut de Massage et Gymnastique Médicale
(Stockholm, Suède)

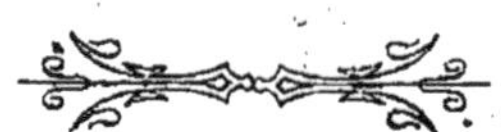

QUELQUES NOTES

SUR LE

MASSAGE

ET LA

GYMNASTIQUE MÉDICALE SUÉDOISE

PAR

GUSTAF AKERMARK

De l'Institut de Massage et Gymnastique Médicale
(Stockholm, Suède)

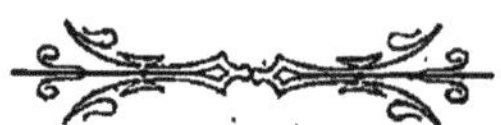

BIARRITZ

IMPRIMERIE ET LITHOGRAPHIE LAMAIGNÈRE, RUE DU CHATEAU, 2

1898

INTRODUCTION

Mon intention en ces quelques notes est de montrer à quel point le traitement par le massage et la gymnastique médicale suédoise est arrivé en Suède et dans quels cas il est indiqué.

Le grand public français ne connaît guère l'usage du massage que « pour maigrir » ou pour soigner les rhumatismes. L'avantage du traitement par la gymnastique médicale suédoise est encore moins connu, et très souvent on ne s'abstient que parce qu'on ne le connaît pas.

Je serais heureux de pouvoir contribuer à la vulgarisation d'un traitement qui, pendant bientôt 80 ans, a été expérimenté chez nous et qui maintenant, après être arrivé à une certaine perfection, fait le tour du globe. Basés sur des études scientifiques, le massage et la gymnastique médicale suédoise sont devenus une méthode thérapeutique de premier ordre, indiquée dans un grand nombre de maladies.

Il n'y a rien de nouveau dans ce que j'écris ici : les principes que j'expose sont les mêmes que ceux de mes grands maîtres Suédois.

En mettant ces notes sous les yeux du public, je veux en même temps remercier le docteur Devallet et M. Chas, qui m'ont aidé à les rédiger.

J'adresse encore mes plus sincères remerciements à tous les docteurs de Biarritz, de Bayonne, d'Hendaye et de St-Sébastien, qui ont bien voulu me confier certains de leurs malades. J'ai reçu d'eux, en effet, le plus chaleureux accueil dès mon arrivée à Biarritz.

Gustaf AKERMARK.

Biarritz, le 6 Août 1898.

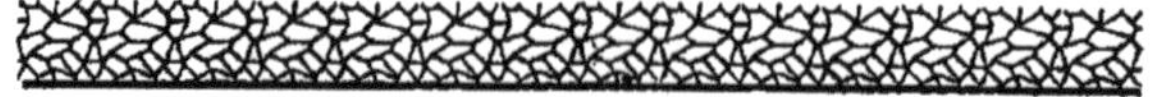

QUELQUES NOTES

SUR LE

MASSAGE

ET LA

GYMNASTIQUE MÉDICALE SUÉDOISE

On parle beaucoup de nos jours du massage suédois et de la gymnastique médicale suédoise. On peut se demander pourquoi l'on voit toujours ce mot additif *suédois,* quand il s'agit de massage ou de gymnastique médicale.

Le massage en Suède ne diffère pas de celui qui est employé en France ou ailleurs. Seulement, les personnes qui s'occupent de massage en Suède ont une éducation médicale et ont fait des études spéciales, d'où il résulte que le massage dans leurs mains est efficace et donne de bons résultats.

Souvent on entend des personnes s'étonner de la simplicité du massage. Oui, il est simple, très simple pour l'œil, et c'est pour cela que tout le monde peut se croire capable de masser. Quatre manipulations : l'*effleurage*, la *friction*, le *pétrissage* et le *tapottement* suffisent, mais il faut savoir s'en servir.

En un mot, le massage en Suède ne consiste pas en des manipulations compliquées : seulement, il est fondé sur les lois de la physiologie, de l'anatomie et de la pathologie, et c'est en Suède que ses effets thérapeutiques et physiologiques ont été sérieusement étudiés. Voilà pourquoi l'on dit toujours : *Massage suédois*.

La gymnastique médicale a tous les droits de s'appeler *Gymnastique médicale suédoise*, car elle est d'une origine totalement suédoise. Son créateur était P.-H. Ling (1776-1839), *le père de la gymnastique suédoise*, qui, en 1813, fondait le premier Institut de Massage et de Gymnastique médicale à Stockholm. Très peu important lors de sa fondation, il est maintenant devenu une institution de l'Etat. Là, se développe de plus en plus le système *Ling* entre les mains de savants, dignes successeurs du grand maître. Celui-ci, par son énergie, a légué à son pays un héritage qui, dans la suite, a rendu célèbre dans toutes les parties du monde la gymnastique médicale suédoise.

Chaque année, un grand nombre de médecins et savants de tous les pays viennent à l'Institut étudier sur place la méthode suédoise.

Un d'eux, le docteur Français F. Lagrange, écrit dans un article de la *Revue des Deux Mondes* (1), ayant pour titre : *La gymnastique à Stockholm*, ce qui suit :

« Il existe à Stockholm une institution qui

______

(1) Tome cent quatrième, 15 avril 1891.

mériterait le nom d'Université gymnastique, car c'est d'elle que relève en Suède tout ce qui se rapporte à l'enseignement des exercices physiques. Son siège est l'Institut central où se forment les maîtres du degré supérieur et où se tiennent les sessions d'examens qui confèrent les différents grades. C'est à l'Institut central que réside le personnel de l'enseignement supérieur ; c'est là que se conservent les traditions de la méthode suédoise dans une série de cours théoriques et pratiques ; c'est là qu'il faut aller pour étudier l'organisation du système et en observer le fonctionnement ».

Outre l'Institut central, il y a d'autres Instituts : Institut de Gymnastique orthopédique de l'Etat (docteur Wide) ; Institut de Massage et de Gymnastique médicale du docteur Arfwidson et Liedbeek ; Institut Médico-Mécanique du docteur et professeur Zander, etc.

Pour être inscrit comme élève de ces Instituts, il faut être muni d'un certificat de capacité obtenu après un examen qui, en Suède, équivaut à peu près au baccalauréat français.

Dans les Instituts, les études comprennent :

Gymnastique médicale,   théorie

     d°   pédagogique, et pratique ;

Massage ;

Cinétique (science des mouvements gymnastiques) ;

Physiologie ;

Anatomie ;

Pathologie, etc.

Sortis de l'Institut et légitimés par le Conseil Royal de Médecine, les jeunes médecins-masseurs et masseuses (1) peuvent commencer à pratiquer et eux seuls ont droit d'exercer en Suède, garantie qui assure aux masseurs et masseuses une position exceptionnelle. Aussi forment-ils une partie du corps médical faisant exclusivement du massage et de la gymnastique médicale, sans vouloir ou pouvoir s'occuper de médecine (2).

En France, pendant la première moitié de ce siècle, on s'intéressa beaucoup au massage. La France a, sans doute, à cette époque, été à la tête du mouvement pour le massage, car on trouve que, en Suède, aussi bien que dans tous les autres pays du monde, on a conservé la terminologie française. Non seulement le mot *massage*, mais aussi tous les autres termes sont d'origine française, comme *effleurage*, *friction*, *pétrissage*, *tapottement*, et ils sont devenus internationaux. Les docteurs Martin Maisonneuve, Gérard, Estradère, Laisné, voilà quelques noms qu'il faut se rappeler quand on parle du massage en France.

A Paris, il y a en ce moment les docteurs français MM. Lagrange, Gautiez, Lucas-Championnère, Bern, Huchard, Cautru, H. Stapfer (massage

(1) La plus juste traduction de « medicinskt bildad massör ».

(2) Les docteurs, en effet, envoient aux masseurs, avec leur diagnostic, les malades à soigner.

gynécologique), qui, par le massage et la gymnastique médicale, ont obtenu une réputation très répandue.

Le traitement suédois, dans les mains de ces maîtres, a montré qu'on peut obtenir des résultats excellents et qu'on ne doit pas condamner *à priori* un traitement dont on n'a jamais fait l'essai.

Le docteur Lagrange dit, à ce sujet, dans l'article mentionné plus haut : « Il suffirait, pour dissiper les préventions, d'un court séjour à Stockholm. Les plus incrédules devraient bien vite s'incliner devant les faits. Et s'ils n'avaient pas le temps de constater par eux-mêmes les résultats probants, leur conviction serait bientôt faite en présence du témoignage de tous les médecins suédois.

« Et quels utiles renseignements ne rapporteraient pas nos jeunes médecins après quelques semaines passées à l'école de Stockholm avec des anatomistes comme Retzius et Axel Key, des chirurgiens comme Rosander, des médecins comme Wising et Brusselius, des ophtalmologistes comme Nordenson, des gynécologistes comme Netzel et Sahlin ! Ils sont là une pléiade de travailleurs infatigables, dont la droiture et la conscience scientifiques n'ont d'égales que leur affabilité et leur courtoisie. Les Suédois professent pour nous la plus cordiale sympathie, et il n'existe aucun pays où les savants français puissent être mieux accueillis que chez eux ».

*
** *

S'il existait une statistique de toutes les maladies traitées par le massage, on trouverait sans doute que celles des articulations forment le plus grand nombre.

Le docteur hollandais Metzger commençait, en 1853, à soigner les entorses par le massage. Le résultat qu'il obtenait lui donnait l'idée de traiter un grand nombre d'affections des articulations par le massage, et c'est sans doute dans ces maladies qu'on a obtenu les résultats les plus merveilleux.

Pour une entorse, le traitement par le massage ne prend que le tiers du temps des autres traitements (eau et immobilisation), *à condition* que le massage commence *immédiatement* après l'accident.

Le massage dans ce cas semble assez simple, parce que, en général, la seule manipulation employée est l'effleurage, qui prouve ici son excellence comme moyen de résorption. Pour que le traitement soit efficace, il faut continuer la première séance jusqu'à la disparition du gonflement et de la douleur, ce qui, en général, prend une demi-heure au plus ; aussitôt après, on emprisonne le membre dans une bande assez serrée. Les séances doivent être au nombre de deux par jour.

Observation n° 1

Entorse tibio-tarsienne double. — M. X..., 21 ans, faisait une chute de cheval un matin des derniers jours de septembre 1897.

Transporté à l'hôtel, le docteur constata une entorse tibio-tarsienne double sans complications. Il ordonna immédiatement le massage.

Arrivé une heure environ après l'accident, je trouvai les deux chevilles considérablement gonflées et douloureuses à la pression. Après un massage de 40 minutes pour chaque pied, je plaçai une bande serrée et le malade resta couché 3 heures, c'est-à-dire jusqu'à 10 heures du matin. Comme M. X... voulait être guéri le plus vite possible, la seconde séance eut lieu à ce moment : 25 minutes de massage à chaque pied et quelques mouvements passifs et M. X... put marcher avec deux cannes sans trop de douleur. La troisième séance eut lieu à 3 heures de l'après-midi ; 25 minutes encore de massage, plus des mouvements, mais *actifs* cette fois. A 7 heures du soir, M. X... vint chez moi à pied, ce qui fit une promenade de 100 à 200 mètres. Une courte séance de massage, une bande de Welpole et, le même soir, malgré tous les conseils, M. X... assista à un bal. Le lendemain, pourtant, il se trouva bien et le massage ne fut pas continué.

Les luxations ne doivent pas être massées pendant la semaine qui suit l'accident ; mais après ce laps de temps, le massage est indiqué, car il empêche la raideur de l'articulation atteinte.

« Dans les fractures, comme dans l'entorse, comme dans les luxations, comme dans les affections articulaires chroniques, le masseur se propose de provoquer la résorption de l'extravasation sanguine, des épanchements interstitiels et par contre-coup de faciliter la réunion des parties molles ; de diminuer la douleur, d'activer la nutrition locale, de prévenir les raideurs articulaires et les atrophies consécutives. Presque tous les auteurs qui se sont occupés de la question ont admis, en tenant compte de ce qu'ils savent et de ce qu'ils ont vu par eux-mêmes, que le but est presque toujours atteint » (1).

Dans les inflammations aiguës des articulations le massage donne des résultats très rapides. Il est bien évident que, lorsque l'inflammation est purulente, il ne peut jamais être question de massage.

Voici une statistique (2) des différentes synovites traitées par le massage :

			Guéries	Amél.	Incur.	Somme
Synovites séreuses		aiguës....	5	»	»	5
»	»	chroniques...	34	9	»	43
»	»	hyperplastiques	55	30	4	89
			94	39	4	137

* * *

Dans les arthrites rhumatismales aiguës, le massage est en général sans résultat et occasionne simplement un surcroît de douleur au malade.

(1) Le docteur Norström : *Traité théorique et pratique sur le massage.* Paris, 1891.

(2) Jonson : *Bidrag till massage-behandlingens statistik.* Hosp. Tid. Kjöpenhamn, 1878.

Le massage est au contraire tout indiqué dans l'état chronique de la même maladie. En cas d'ankylose, les mouvements méthodiques rendent de la mobilité à l'articulation en même temps que le massage fait disparaître l'inflammation. Seulement, ici, comme dans beaucoup d'autres maladies traitées par le massage (les sciatiques principalement), il faut de la patience. Ne jamais s'abstenir, même lorsque les premières séances réveillent la douleur et provoquent une forte crise, ce qui arrive assez souvent. Pour cela, il faut toujours prévenir le malade afin qu'il ne suppose pas que le massage est contraire à sa maladie.

Observation n° 2

Raideur des articulations des deux épaules produite par une arthrite chronique rhumatismale. — M. X..., 30 ans, souffrait depuis deux ans d'une arthrite rhumatismale des articulations des deux épaules. Très peu de mouvement des deux bras. Il ne pouvait ni lever la main à la hauteur de la tête, ni s'habiller seul.

Sur ordonnance, il commença le massage le 29 juin 1897. Après la troisième séance, il se produisit une crise avec douleurs très vives. Il fut obligé de garder le lit, où il ne pouvait trouver de positions pour ses bras. Pendant trois jours et trois nuits, il ne put trouver un instant de repos. Son médecin lui ordonna de la morphine et des compresses chaudes sur les épaules. Le massage, suspendu pendant ce temps, put recommencer le 6 juillet. A partir de ce moment, de jour en jour l'état s'améliore et les mouvements des bras reviennent. Le traitement cesse le 20 août, alors que tous les symptômes avaient disparu.

Maintenant, après un an, M. X... se trouve tout à fait bien et n'a pas eu de rechute.

*
* *

Quand on parle de soigner les coxalgies par le massage, il est bien entendu que ce n'est jamais avant que l'inflammation de l'articulation soit passée. Le traitement a pour but d'en guérir les suites (atrophie, contractures, raideur, etc.)

*
* *

La goutte est assez souvent traitée par le massage. Mais comme c'est une maladie constitutionnelle, les résultats ne sont pas grands. Pourtant, si on veut l'essayer, il ne faut l'employer qu'entre les crises.

*
* *

C'est dans les maladies des muscles que le massage a été appliqué d'abord empiriquement. Dans les temps primitifs, l'homme atteint d'une douleur musculaire essaya instinctivement de soulager ses souffrances par des frictions et des pressions, et il y réussit. Peu à peu, les médecins et les érudits fixèrent leur attention sur ce traitement et amenèrent le massage à prendre dans la thérapeutique la place qu'il occupe de nos jours.

On peut dire que le massage, dans les cas de myosite, est le seul traitement efficace. Il est vrai que les douleurs peuvent être soulagées par des pointes de feu, des compresses et l'immobilité, mais les suites de l'inflammation restent toujours et peuvent à la moindre imprudence produire une nouvelle crise.

Les myosites peuvent être aiguës ou chroniques, localisées ou étendues. Dans tous les cas, le massage, continué pendant assez longtemps (de deux ou trois séances à plusieurs mois), est le remède sûr, même s'il est un peu pénible, parce qu'il faut employer assez de force.

Voici un cas qui, en peu de temps, a donné un bon résultat :

Observation n° 3

Myosite chronique des muscles pré-vertébraux. — M. X..., de Madrid, 48 ans, souffrait depuis long- temps de douleurs vives des deux côtés de la colonne vertébrale. Il ne pouvait ni s'habiller ni se déshabiller seul. A chaque changement du temps, il souffrait tellement qu'il devait garder le lit. A l'examen, on trouva des indurations très douloureuses à la pression et étendues dans pres- que tout le trajet des grands dorsaux des deux côtés. Le massage, au commencement très pénible, était assez bien supporté par le malade qui, après une semaine, se sentait mieux. Après 15 séances de massage, M. X... pouvait s'habiller sans aide. Au bout de 36 jours de massage, les douleurs et les indurations avaient disparu et les muscles étaient dans leur état normal.

Maintenant, après deux ans et demi, M. X... se trouve bien et n'a pas eu de rechute.

***

Le massage, dans les cas d'atrophie et de contracture, est, à côté des traitements hydro et électrothérapiques, de la plus grande importance.

Quand il s'agit d'une atrophie, on commence par le massage et les mouvements passifs. Quelque temps après, les muscles étant fortifiés, on applique les mouvements actifs, c'est-à-dire mouvements exécutés par le malade avec résistance extérieure.

***

Dans toutes les maladies cardiaques, le traitement suédois a pour but d'aider le travail du cœur en facilitant la circulation et conséquemment l'oxydation du sang. Quand le malade n'est pas alité, on se sert de la gymnastique médicale seule, dont les exercices sont modifiés d'après les symptômes de la maladie. Par exemple, des mouvements passifs pour les membres et des mouvements respiratoires pour les poumons.

Dans les cas très graves, quand le malade est au lit, il faut recourir au massage, mais toujours

essayer de donner quelques mouvements respiratoires. Outre le massage des membres, on emploie
le traitement local du cœur, consistant en massage
abdominal, en vibrations et en tapottements ryth-
miques. Le tapottement accélère le pouls et le
massage abdominal ainsi que les vibrations le
diminuent de 7 à 12 pulsations (1) par minute.

Récemment (2), le docteur Cautru , ancien
interne des hôpitaux de Paris, a fait une communication à l'Académie de Médecine, à Paris (3),
sur : *Action diurétique du massage* abdominal dans
les affections du cœur, communication intéres-
sante par ses observations exactes.

Voici ce qu'il dit :

« Dans ma thèse de doctorat, passée en janvier
1894, je pressentais le rôle important que devait
jouer le massage abdominal. sur la circulation
générale, et j'émettais l'opinion que dans certaines
affections cardiaques, le massage abdominal, com-
biné avec un massage général, en rétablissant
heureusement la circulation, soulagerait le myo-
carde altéré qui, avec moins d'efforts, ferait plus
de besogne ; les agents physiques seconderaient
alors ou remplaceraient certains médicaments cardiaques comme la digitale qui. lorsqu'elle n'est

____

(1) Etudes du docteur A. Lewin pendant plus de 6,000
observations de pouls.

(2) Le 10 mai 1898.

(3) Publiée dans le *Journal des Praticiens*, no 21, le
21 mai 1898.

plus indiquée, force le cœur à lutter contre un obstacle qu'il ne peut vaincre. Depuis cette époque, j'ai cherché à préciser quel pouvait être exactement le rôle du massage sur la circulation et, au Congrès de Moscou de 1897, dans une communication sur : *L'action physiologique du massage abdominal*, je concluais ainsi de mes expériences : « Après un massage abdominal de 10 à 15 minutes, la pression artérielle baisse de 2 à 3 degrés, mesurés au sphygmanomètre ; le pouls diminue de 8 à 10 pulsations. Le massage général donne des résultats opposés faisant monter la pression et augmenter le nombre des pulsations, de sorte qu'à l'aide de ces deux genres de massage on peut régulariser à la longue la pression artérielle qui se maintient normale après la guérison.

M. Huchard a bien voulu s'intéresser à ces expériences et m'accueillir dans son service de l'hôpital Necker, où j'ai pu continuer mes travaux sous sa direction...............................
....
....
... « Chez un autre malade (salle Chauffard, n° 7), artério-scléreux avec bruit de galop, cœur gros, ayant une pression artérielle de 30, et une dyspnée des plus intenses, tout se régularisa après trois massages ; le pouls, de 100, tombe à 92, la pression à 19 et les urines montent de 1,500 à 2,500 grammes, en même temps que disparaît la dyspnée ».

La place ne permet pas de citer en entier l'intéressant travail du docteur Cautru, mais son *résumé* et ses *conclusions* sont parfaites, et voici ce qu'il dit :

« 1º Le massage abdominal a une action diurétique indéniable qu'il soit employé seul ou associé au massage général et à la gymnastique suédoise. Dans certains cas, cependant, l'ensemble de ces différents agents donne des résultats plus prompts, plus durables et plus complets ;

« 2º Chez les cardiaques, la diurèse se produit rapidement, surtout chez les malades porteurs d'œdèmes sous-cutanés ou viscéraux, quelquefois dès le premier jour, ordinairement vers le troisième jour du massage. J'ai vu les urines monter de 250 grammes à 3,000 et 3,500 grammes après trois massages ;

« 3º L'état général s'améliore en même temps que la circulation se régularise. La composition des urines se rapproche de la normale ;

« 4º Le massage et la gymnastique suédoise peuvent, par des manœuvres variées, produire à volonté une augmentation ou une diminution de pression au niveau du cœur et des vaisseaux. Ils peuvent donc, dans une certaine mesure, rendre à ceux-ci l'élasticité qui leur fait défaut dans les affections cardio-vasculaires chroniques et doivent être considérés comme le meilleur remède préventif de l'artério-sclérose chez les arthritiques prédisposés;

« 5º Le massage n'exclut pas les autres médications cardiaques employées jusqu'alors. Il les aidera, alternera avec elles ou les remplacera lorsqu'elles n'agiront plus.

« Cependant, il semble qu'on doive lui donner la préférence à cause de son innocuité lorsqu'il est employé d'une façon méthodique, et par ce fait surtout que c'est un *moyen naturel*, un véritable agent de *thérapeutique physiologique* ».

***

Le massage, dans les affections du tube digestif est, de nos jours, très répandu. Ce n'est pas seulement chez les peuples civilisés qu'on l'emploie, les sauvages eux-mêmes s'en servent, mais en l'exécutant d'une manière assez radicale. Ainsi, on raconte que les peuples de la côte de Zanzibar, en Afrique, couchent le malade sur le sol et que le médecin, montant sur son ventre, le travaille avec ses pieds. Si le malade ne meurt pas immédiatement de ce traitement, il guérit d'habitude assez vite !

En Suède, le traitement des affections digestives par le massage est aussi fréquent que par n'importe quel autre moyen.

Les effets du massage abdominal sont principalement : les mouvements péristaltiques sont augmentés par des contractions reflexes de la tunique musculaire de l'intestin ; la circulation du système de la veine porte est accélérée, les sécrétions de la bile et du suc pancréatique sont augmentées ; la propulsion des résidus de la digestion vers le rectum est activée par les manipulations.

Par les mouvements spéciaux, on arrive à fortifier la musculature de l'abdomen, qui est très souvent relâchée, ce qui cause fréquemment la constipation.

De toutes les maladies du tube digestif, c'est la constipation habituelle qui est la plus souvent traitée par le massage. Le temps nécessaire pour la guérison varie beaucoup, de quelques séances jusqu'à 6 semaines ou 2 mois.

Observation n° 4

Dilatation de l'estomac. Constipation habituelle. Atonie du gros intestin. — M. X..., 23 ans, bijou-tier à Biarritz, était malade depuis déjà près de 5 ans. Il souffrait tous les jours de douleurs épigastriques très fortes. Anémique et très nerveux. Travail assidu. Les selles s'espaçaient souvent de 8 jours.

Le traitement commence le 7 juin 1898. La première semaine, les séances durent 12 à 15 minutes avec manipulations très légères à cause de la sensibilité de tout l'abdomen. Après chaque séance, exécution de mouvements (flexion de la position demi-couchée avec appui) pour fortifier la musculature abdominale. Au bout de quelques jours, les séances peuvent être plus longues et les manipulations plus fortes. Dès le 12 jusqu'au 19 deux séances par jour. Depuis le 23, les selles deviennent régulières et les douleurs sont considérablement diminuées. L'appétit, en même temps que l'état général, s'améliore beaucoup. Après deux mois de traitement, M. X... se trouva tout à fait bien.

Les selles, pendant le premier mois, ont été comme suit :

Juin : 5 (commencement du massage le 7),
8, 9, 10, 12 (3 fois), 13. 18, 19, 20, 23,
24, 25, 26 (2 fois), 27, 29, 30 (2 fois).
Juillet : 1, 2 (2 fois), 3 (2 fois), 4, 5, 6, 7....

***

Dans les maladies du système nerveux et leurs suites, le massage et la gymnastique médicale sont employés avec de bons résultats. Dans les cas d'insomnie, neurasténie et chorée, on emploie en général la gymnastique médicale seule.

Les affections, telles que l'anesthésie, l'hyperesthésie, la paralysie, la névralgie, les névroses de métier, comme crampe d'écrivain et de pianiste, « bras de tennis », etc., sont traitées par le massage et la gymnastique médicale réunis.

Observation n° 5

Sciatique de la jambe droite. — M. X..., mécanicien à Biarritz, 29 ans, prit un refroidissement, au commencement du mois de juin, pendant qu'il travaillait en plein air sous la pluie. Après quelques jours, les douleurs devinrent si fortes qu'elles l'empêchèrent de dormir.

Le 15 juillet, première séance de massage. Impossible de trouver des indurations autour du trajet d'Isciadicus, qui était très sensible à la pression.

Les premières séances amenèrent une recrudescence de douleurs. Après la troisième séance, il se produisit une amélioration qui continua de jour en jour. Après 15 jours, avec deux séances quotidiennes, M. X... se trouva tout à fait guéri, et il put reprendre son travail comme par le passé.

Dans la cure « Weir-Mitchell » contre l'hystérie, le massage entre comme un facteur important.

****

Les scolioses (déviations de la colonne vertébrale) ont depuis longtemps été traitées par la gymnastique médicale et le massage.

En Suède surtout, on fait une grande attention à cette maladie et, au moins deux fois l'an, les élèves, garçons et filles, des écoles supérieures, sont examinés par un médecin. Si un commencement de scoliose est reconnu, l'enfant est immédiatement traité par la gymnastique médicale suédoise et le massage combinés. La guérison arrive en peu de temps.

Les scolioses sont de trois degrés :

1º La scoliose primaire ou scoliose en C, avec une seule déviation. Guérison sûre ;

2º La scoliose secondaire ou scoliose en S, avec une ou plusieurs déviations compensatrices. Ces déviations sont toujours la suite d'une scoliose primaire non soignée. On n'obtient presque jamais la guérison complète, mais on peut empêcher l'aggravation de la maladie ;

3° La cypho-scoliose permanente produite par fixation et déformation des vertèbres ou des os voisins de la colonne vertébrale. Le traitement par la gymnastique médicale et par le massage ne peut être employé que pour soulager les troubles (asthme et névralgies intercostales) accompagnant cette forme de scoliose.

Le célèbre docteur A. Wide, maître de conférence de gymnastique médicale et de massage, chef de l'Institut gymnastique orthopédique de l'Etat, à Stockholm, a fait les observations suivantes, quant à la fréquence des différentes formes de scolioses :

« D'après les anciennes statistiques, la scoliose *dorsale* avec convexité *à droite* est la plus fréquente ; de nos jours, la statistique montre que c'est la scoliose *lombaire* avec convexité *à gauche* qui apparaît le plus souvent. J'ai compulsé les notes journalières de l'Institut Gymnastique-Orthopédique pendant une période de 10 années, de 1886 à 1895, et j'ai trouvé ce qui suit :

« Toutes les scolioses traitées pendant ce temps étaient au nombre de 1.191.

« Scolioses en C......... 669 ⎫
« Scolioses en S.... ..... 522 ⎬ 1.191

« Scolioses en C avec convexité à droite......... 316 ⎫
« Scolioses en C avec convexité à gauche........ 353 ⎭ 669

« Quant au sexe : 974 femmes, c'est-à-dire 81,78 %.
        217 hommes,   »   18,22 %.

« Le plus grand nombre des déviations avec convexité à droite étaient des scolioses dorsales ; avec convexité à gauche, c'étaient des scolioses lombaires ».

Quant aux effets du traitement par la gymnastique médicale suédoise, le même maître dit :

« 1⁰ Que la colonne vertébrale devient plus mobile, ce qu'on obtient en choisissant des positions et en exécutant des mouvements par lesquels on peut corriger et même (1) surcorriger une déviation ;

« 2° Que la colonne vertébrale est redressée et étendue, ce qu'on obtient par l'élongation et la traction ;

« 3⁰ Que les déformations de la colonne vertébrale et de la poitrine sont vaincues, ce qu'on obtient par une pression sur les endroits déformés, accompagnée de mouvements correctifs ;

« 4⁰ Que la constitution du corps se fortifie en général par le développement des muscles, des os et des articulations ».

Dans chaque scoliose, produite par une cause quelconque qui a duré un certain temps, les vertèbres se déforment et chacune d'elles prend la forme d'un coin avec la pointe tournée du côté de la concavité. Non seulement les vertèbres se déforment, mais encore les cartilages intervertébraux prennent une forme identique. La plus

---

(1) Produire une déviation en sens inverse.

grande difformité se trouve au point maximum de la déviation.

Il est évident que pour vaincre ces difformités, la gymnastique médicale joue le plus grand rôle. Cependant, pour obtenir le meilleur résultat possible, il ne faut pas exclure les autres remèdes qui sont à notre disposition : les remèdes orthopédiques (comme les corsets) statiques (comme les coins et semelles) et le massage.

Ce dernier aide beaucoup à remettre dans leur état normal les muscles placés du côté de la convexité.

Ces muscles, d'après ce que la dissection de cadavres scoliotiques montre, sont minces, pâles et présentent de la dégénérescence graisseuse. Les fibres des muscles laissent apercevoir un grand nombre de fines granulations.

« Les muscles, du côté de la concavité, sont raccourcis, non retractés, mais pliés, allongeables, d'un rouge vif et normalement nourris » (1).

Les causes de la scoliose sont multiples. Plusieurs auteurs prétendent qu'il existe une déviation physiologique occasionnée par des pulsations d'aorte descendante ; d'autres encore prétendent que cette déviation provient de l'influence de la palpitation du cœur. Si elle existe, elle est en tout cas difficile à découvrir.

Disposition héréditaire, faiblesse des muscles,

(1) Eulenburg : *Die seitlichen Rückgrats-Verkrummungen.* Berlin, 1876.

scrofules, rachitisme, mauvaises positions habituelles, sont les raisons que l'on trouve le plus souvent.

On ne peut assez recommander aux parents de surveiller leurs enfants et de faire examiner leur colonne vertébrale au moins une fois l'an. C'est la faute des parents si leurs enfants ont pour la vie une difformité qu'on aurait pu éviter si on avait commencé à la soigner en temps utile, c'est-à-dire avant que la scoliose ne fût entrée dans la période secondaire.

Les scolioses traitées par la gymnastique médicale suédoise et le massage sont peut-être les maladies qui donnent les meilleurs résultats, *si elles sont bien traitées*. Si non, un seul mouvement mal calculé peut, en peu de temps, aggraver l'état du malade.

En France, Laisné (1) et Phélippeaux (2) ont été les promoteurs du traitement des maladies de la femme par le massage. Cependant, c'est un Suédois, Thure Brandt, qui a démontré le premier l'utilité de ce traitement dans un grand nombre d'affections utérines. Il est l'inventeur (1861) de la méthode qui maintenant porte son nom.

En 1886, le docteur gynécologiste Profanter,

---

(1) Laisné : *Du Massage.* Paris, 1868.
(2) Phélippeaux : *Etude pratique sur les frictions et le massage.* Paris, 1870.

de Vienne, vint à Stockholm pour étudier la gymnastique médicale et le massage. Par lui, M. Brandt fut admis à venir travailler chez le célèbre gynécologiste allemand, le docteur et professeur Schultze de Jena. Celui-ci a écrit, dans la préface d'un travail du docteur Profanter (1) :

« Jusqu'ici, je n'avais aucune idée du résultat du massage dans les affections des organes pelviens de la femme et j'avoue, après ce que j'ai appris au moyen de l'expérience acquise par d'autres gynécologistes, que je n'aurais pas eu l'intention de faire ces recherches en ce moment.

« Le docteur Profanter, me demandant de permettre au major Thure Brandt d'expérimenter dans ma clinique sa méthode de massage fut, par conséquent, le bienvenu. Plusieurs cas y furent donc traités, au moyen de sa méthode, par M. T. Brandt, assisté du docteur Nissen, de Christiania. Toutes les maladies traitées ne l'avaient été, bien entendu, qu'après avoir reconnu moi-même, au moyen d'un examen rigoureux, que le massage était indiqué pour leur affection.

« Je suis resté convaincu de l'excellence du traitement et j'ai indiqué par un schema toutes les phases de leur guérison.

« Je suis arrivé à la conviction que le massage des organes pelviens, spécialement au moyen de

---

(1) Paul Profanter : *Die Massage in der Gynäkologie.* Wien, 1887.

la méthode de Thure Brandt, donne d'excellents résultats, surtout pour allonger et détacher les anciennes fixations paramétritiques de la matrice, quand elle s'est prolabée à cause du relâchement des moyens fixatifs normaux ».

En ce moment, le docteur H. Stapfer, ancien chef de clinique obstétricale et gynécologique de la Faculté de Paris, est le promoteur du massage utérin en France. Chargé de mission en Suède pour l'étude du traitement de Brandt (1891), il a, dernièrement, dans un travail : *Traité de Kinési-thérapie Gynécologique (Massage et Gymnastique)*, Paris, 1897, exposé la méthode Brandt perfectionnée.

Voici un cas (1) qui, entre autres, montre le bon résultat du traitement :

Observation n° 6

Dextra positio uteri, annexe du côté droit gonflé, periovarite droite. — Madame X..., 22 ans, mariée depuis 2 ans, pas d'enfants.

Elle souffrait depuis plusieurs années de douleurs violentes au bas-ventre, à droite, irradiées dans la jambe droite et les reins. Abaissement thermique des membres inférieurs et douleurs névralgiques intercostales. La menstruation régulière, mais avec douleurs les premières 24 heures, durait 3 jours.

(1) Traité par Lydie Bergroth, Biarritz.

Le traitement commença le 1ᵉʳ février 1898.
Outre le massage local, on employa la gymnastique médicale pour améliorer l'état général. Le
massage, exécuté d'après la méthode Brandt, était
toujours suivi de mouvements refoulants (pour
diminuer la pléthore sanguine des organes pelviens). L'influence de ces mouvements dans les
traitements de ce genre est remarquable.

Le 28 mars, Madame X... fut déclarée guérie.
Les douleurs intercostales, celles de la jambe et
des reins avaient cessé, l'utérus était en place, les
ovaires, normaux, la trompe, normale et mobile,
et toute inflammation avait disparu. Menstruation
moins douloureuse.

*
* *

Ces quelques notes sont maintenant finies, et il
ne reste qu'à faire un résumé des maladies aux-
quelles s'appliquent le massage et la gymnastique
médicale.

Ainsi, le traitement se recommande spécialement
dans les maladies suivantes :

Maladies des articulations : Arthrite, luxation,
entorse, synovite, hydarthrose, coxalgie, goutte, etc.

Maladies des muscles : Contractures, myosites,
atrophies, contusions, ruptures, rhumatismes, etc.

Maladies de la circulation : Myocardite, dilatation,
atrophie, affaiblissement des muscles cardiaques,
hémorrhoïdes, etc.

Maladies du système nerveux et leurs suites : Paralysie, hyperesthésie, anesthésie, hystérie, insomnie, chorée, neurasténie, névralgie, sciatique, névroses de métier (crampes d'écrivain, de pianiste, bras de tennis), etc.

Maladies de l'estomac et de l'intestin : Atonie péristaltique, constipation, dilatation, entérite, dyspepsie, etc.

Déviations de la colonne vertébrale.

Maladies de femmes : Exsudats parovariques et périmétritiques, déplacement (surtout rétroversion et rétroflexion), fixation anormale de l'utérus, etc.

***

Le massage est contre-indiqué dans toutes les maladies infectieuses et fébriles, dans les inflammations aiguës et dans les maladies où existe un danger de rupture d'un vaisseau sanguin ou autre.

***

« Ce qui est de toute importance et ce que je désire fixer dans l'esprit du public, c'est qu'en moins de 80 ans nos méthodes ont trouvé leur base scientifique et leur soutien expérimental. En même temps, la technique s'est développée, nuancée et perfectionnée à l'aide des machines de Zander et des vibrateurs de Liedbeck et autres.

« Le massage n'est pas une malaxation violente, ce qu'ont pu faire croire des praticiens ignorants ; mais, entre les mains de celui qui sait s'en servir , c'est une méthode thérapeutique de premier ordre.

« Le massage et la gymnastique médicale auront le même sort que l'hydrothérapie, qui a trouvé en même temps une place marquante dans la médecine scientifique sans rien perdre de sa valeur hygiénique de tous les jours. Ces méthodes tirent leur grande importance pratique de ce fait que non seulement elles guérissent les maladies, mais encore qu'elles servent à les éviter » (1).

(1) Moller : *Note sur le Massage et la Gymnastique médicale suédoise.* Dax, 1898.